ÉTUDE

SUR LES

AFFECTIONS SYMPATHIQUES

DE L'ŒIL

PAR

L. LAQUEUR,

DOCTEUR EN MÉDECINE DES FACULTÉS DE BERLIN ET DE PARIS.

PARIS

J.-B. BAILLIÈRE et FILS

LIBRAIRES DE L'ACADÉMIE IMPÉRIALE DE MÉDECINE

19, rue Hautefeuille

1869

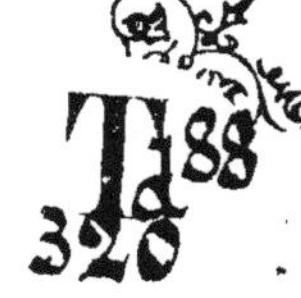

ÉTUDE

SUR LES

AFFECTIONS SYMPATHIQUES

DE L'OEIL.

ÉTUDE

SUR LES

AFFECTIONS SYMPATHIQUES

DE L'ŒIL

PAR

L. LAQUEUR,

DOCTEUR EN MÉDECINE DES FACULTÉS DE BERLIN ET DE PARIS.

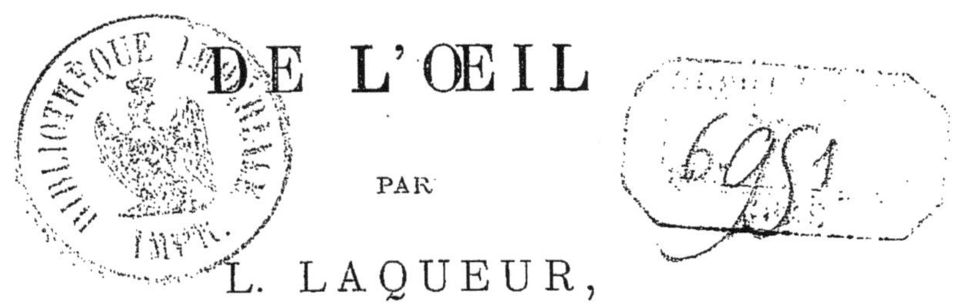

PARIS

J.-B. BAILLIÈRE et FILS

LIBRAIRES DE L'ACADÉMIE IMPÉRIALE DE MÉDECINE

19, rue Hautefeuille

1869

AFFECTIONS SYMPATHIQUES

DE L'ŒIL

INTRODUCTION.

Les affections sympathiques de l'œil, à peine connues il y a vingt-cinq ans, sont devenues un des sujets les plus étudiés de l'ophthalmologie. Elles offrent un intérêt à la fois physiologique et médical. Le jour où W. Mackenzie a établi d'une manière certaine ce fait curieux que l'affection d'un œil peut amener des troubles sérieux dans la nutrition de son congénère, il n'a pas seulement enrichi la pathologie oculaire d'un chapitre intéressant, mais il a en même temps fait faire un pas important à la physiologie du système nerveux.

Mais l'étude de ces affections présente aussi un côté éminemment pratique; car elle recherche les moyens de prévenir et de guérir une des maladies les plus pernicieuses dont l'organe de la vue puisse être frappé. Il n'est donc pas étonnant, qu'elle ait attiré à un haut degré l'attention des praticiens, et que la bibliographie possède maintenant un très-grand nombre de publications, dans lesquelles l'étiologie, la marche et le traitement de ces maladies ont été approfondis. Malgré cela, le sujet est loin d'être épuisé et il y a encore beaucoup de questions qui sont restées obscures. Ayant eu l'occasion d'observer un nombre relativement considérable (30) de ces affections, nous pensons qu'il y aura quelque intérêt à les faire connaître.

Nous avons fait précéder l'exposition des résultats de nos observations d'une étude historique plus complète que celles qui ont été données jusqu'ici. On trouvera naturel que nous ayons passé assez rapidement sur les formes ordinaires de l'affection sympathique, et que nous ayons insités davantage sur les formes plus rares et partant moins connues.

CHAPITRE PREMIER.

Historique.

Les premiers vestiges des maladies sympathiques ne se trouvent que vers la fin du xviiᵉ siècle. L'observation la plus ancienne d'une affection sympathique, suite de traumatisme semble être la suivante, que la *Bibliotheca medico-practica* (T. III, p. 636) attribue à *Bartholin*)(1) :

« Cæcitas altero oculo læso. Heri vidi filiam consulis
« cujusdam in Cimbria, cujus dexter oculus vulnere per
« cultrum improvise impactum visu orbatus; eo vero oculo
« persanato, sed sine visu, sinistrum oculum antea sanum
« cataracta incipiens aggreditur, forte quod ad oculum
« læsum humores affluere jam sunt assueti.

« Thomas Bartholinus. »

Une autre observation, très-ancienne aussi, se trouve mentionnée par Bidlov (1649-1713). Bidlov parle d'après Jobert (2) d'un blessé, dans l'œil duquel était plongé un éclat de bois long et irrégulier. L'extraction n'ayant pu se faire sans débridement, on coupa le corps étranger au niveau de la cornée, et on abandonna le reste dans la certitude que la suppuration l'entraînerait plus tard au dehors. Le chirurgien fut cruellement trompé dans ses prévisions. L'inflammation fut extrème ; *elle se communiqua à l'autre œil,* et ce ne fut qu'avec grand'peine qu'on put conserver celui-ci.

(1) M. de Brondeau assure cependant de ne pas l'avoir trouvée dans les œuvres de Bartholin.

(2) Jobert de Lamballe. Sur les plaies d'armes à feu. Paris, 1833, p. 137.

Il est assez étonnant qu'on ne trouve que très-peu d'observations d'affections sympathiques dans la bibliographie médicale du xviii° siècle. Cependant on a dû les rencontrer assez souvent à cet époque puisqu'on pratiquait généralement l'abaissement de la cataracte, et que ce procédé est suivi dans bien des cas d'accidents sympathiques de l'autre œil. Mais, soit que les opérateurs n'aient pas observé leurs malades assez longtemps après l'opération, soit qu'ils n'aient pas tenu à livrer à la publicité les cas dans lesquels des affections sympathiques s'étaient déclarées, soit enfin qu'ils les aient considérées comme l'effet du hasard, le fait est qu'on ne trouve rien dans leurs écrits qui fasse supposer qu'ils en aient vu à la suite de l'abaissement de la cataracte.

Saint-Yves (1) consacre un chapitre de son livre aux maladies qui suivent les coups reçus à l'œil (p. 173), et un autre chapitre aux accidents qui suivent l'opération de la cataracte (p. 321). On ne trouve ni dans l'un ni dans l'autre la moindre trace d'un fait appartenant à l'ordre des affections sympathiques. Mais dans le chapitre 15, p. 261 (De la cataracte par les coups), il parle d'un cas qui peut-être doit appartenir à la catégorie des maladies sympathiques. Il s'agit d'un homme qui a reçu un coup de fusil dans les yeux, mais qui ne semble avoir été blessé qu'à un œil. En effet, après avoir raconté qu'il l'a opéré d'un œil avec succès, Saint-Yves continue :

« Une chose qu'on trouvera surprenante, c'est qu'à la suite du coup de fusil il avait perdu la vue de l'autre œil, auquel il ne paraissait rien dans les humeurs qui dût

______

(1) Saint-Yves. Nouveau Traité des maladies des yeux. Paris, 1722.

l'offusquer, et insensiblement la vue lui revenait sans y rien faire, une année après ladite opération. »

Desmonceaux (1) parle dans deux chapitres (tome I, p. 278-294) des contusions et des blessures du globe de l'œil; mais il ne cite aucun fait qui permette de supposer qu'il ait vu des maladies sympathiques.

Ce n'est que dans le livre de Demours (2) que nous rencontrons trois observations ayant trait à notre sujet. Toutes les trois se rapportent à des cas de traumatisme. Comme elles ont un grand intérêt historique, nous en donnerons un extrait succinct.

Premier cas (p. 491). Jeune fille de 14 ans, qui s'était blessée à l'œil par le bout non acéré d'un tranchet de cordonnier. La cornée et l'iris sont déchirés. Inflammation de cet œil. Malgré des saignées et un traitement énergique, *l'œil sain* devient aussi le siége d'une inflammation aussi grave qu'opiniâtre. Plusieurs mois après l'accident, l'œil blessé a perdu toute sensation de lumière par une oblitération de la pupille; l'autre œil présente une cornée nette, mais la pupille reste contractée, même dans l'obscurité, et l'iris présente une convexité qui n'est pas naturelle; le cristallin est opaque. La malade devint complétement aveugle.

C'était donc un cas d'iridocyclite sympathique avec exsudation abondante derrière l'iris.

Deuxième cas (p. 509). Femme de 41 ans, blessée à l'œil droit par un petit plomb. Cet œil fut flétri. Un an après, l'œil gauche commence à voir mal, sa pupille est dilatée. Traitement infructueux; elle devint aveugle.

(1) Desmonceaux. Traité des maladies des yeux et des oreilles Paris, 1786.
(2) Demours. Traité des maladies des yeux; t. II. Paris, 1818.

Troisième cas (p. 504). Observation incomplète. Homme de 24 ans. Grain de plomb dans l'œil droit; iris détaché, pupille oblitérée par une fausse membrane. De temps en temps, des inflammations qui s'étendent à l'autre œil. Dix ans après l'accident, l'œil gauche s'affaiblit; un an après, sa pupille est ovalaire, l'iris injecté; cependant cet œil est conservé.

En dehors de ces trois cas, qui se trouvent mentionnés dans la thèse de M. de Brondeau, nous lisons dans le livre de Demours (p. 394) la description d'un cas qui pourrait bien appartenir à la catégorie des affections sympathiques : Demours faisait l'opération du staphylôme dans un œil qui était perdu pour la vue; il sortit beaucoup de corps vitré. Quant à l'autre œil, il fut excessivement fatigué pendant un mois et incapable du plus léger travail. Nous pensons qu'il y avait là l'exemple d'un des troubles fonctionnels dont nous parlerons plus bas.

Les auteurs qui ont écrit sur l'ophthalmie sympathique citent encore parmi les chirurgiens qui ont observé des cas isolés de cette maladie Beer et Himly; mais ils n'accordent pas à chacun d'eux la part de mérite qui lui revient. Selon notre avis, Beer ne connaissait pas l'ophthalmie sympathique. Dans son livre sur les maladies des yeux, il s'étend longuement sur les différentes blessures, sans donner à entendre que ces blessures peuvent devenir funestes à l'autre œil. Il dit seulement que des traumatismes très-violents peuvent détruire non-seulement l'œil frappé directement, mais aussi l'autre en même temps, et il explique ce phénomène par une commotion cérébrale (1). Himly au contraire connaissait bien l'ophthalmie sympa-

(1) Beer. Lehre von den Augenkrankheiten. Wien 1813.

thique. Cela résulte jusquà l'évidence du passage suivant de ses œuvres posthumes (1) :

« Il y a une ophthalmie sympathique particulière, qui probablement est causée par une névrite propagée. Un coup ou une blessure qui entre dans les parties profondes de l'œil, et qui a produit dans cet œil une inflammation générale, amène à la suite de cette inflammation une affection semblable et délétère de l'autre œil non blessé. Cela arrive parfois alors même que l'œil blessé a été perdu depuis longtemps ou qu'il est devenu un moignon cicatrisé. — Cette complication a lieu surtout dans les cas où l'œil sain a été irrité par la lumière vive pendant la maladie de l'œil blessé. Lorsque la maladie sympathique ne se montre qu'au bout de quelques semaines, il se peut qu'elle soit produite par une congestion vers l'artère ophthalmique du deuxième œil; mais plus souvent elle est causée par une propagation lente de l'inflammation qui s'étend d'un nerf optique par le chiasma vers le nerf optique de l'œil non blessé. Si, au contraire, l'ophthalmie sympathique éclate très-brusquement, il se peut qu'une névrite aiguë ou qu'une méningite se soit propagée sur le périoste de l'orbite et la sclérotique du deuxième œil. — Le pronostic de la maladie sympathique est très-grave, et il est très-nécessaire de ménager complétement le deuxième œil pendant plusieurs mois après la blessure. »

Peu de temps avant la publication du travail remarquable de Mackenzie, Bérard (2) s'exprime ainsi sur les suites de l'opération de la cataracte :

(1) Himly. Die Krankheiten und Missbildungen des menschlichen Auges. Berlin, 1843 ; Bd. I, p. 450.
(2) Ann. d'Ocul. XI, p. 179.

« L'opération de la cataracte compromet parfois aussi l'œil sain. Ainsi mon habile confrère M. Cloquet rapporte l'exemple d'un jeune homme qui devint aveugle à la suite de l'opération pratiquée d'un seul côté, parce que la vision ne se rétablit pas de ce côté, et que l'œil sain fut pris d'accidents graves qui en amenèrent la fonte purulente. »

Tel était l'état des connaissances sur les affections sympathiques de l'œil, lorsque Mackenzie (2) publia en 1844 son important travail, dans lequel elles ont été étudiées pour la première fois d'une manière systématique. Il consacre un chapitre spécial de son traité à l'étude de l'*ophthalmitis réflexe ou sympathique*, maladie de longue durée et rebelle au traitement, et qu'il considère comme une des inflammations les plus dangereuses.

Quant au point de départ de la maladie, Mackenzie croit qu'elle débute par la rétine, mais qu'elle finit par envahir graduellement tous les tissus internes de l'œil, surtout l'iris, le cristallin et le corps vitré. Elle commence ordinairement cinq ou six semaines après l'accident du premier œil et se termine le plus souvent par l'atrophie et l'amaurose complète de l'œil secondairement affecté. En étudiant les différentes espèces de blessures qui sont suivies d'accidents sympathiques, il arrive à cette conclusion que ce sont surtout les plaies pénétrantes et principalement celles qui intéressent le corps ciliaire. Il attache une grande importance à la hernie de l'iris et au tiraillement de cette membrane qui résulte de son enclavement dans une cicatrice. Les blessures de la rétine lui paraissent donner une prédisposition particulière aux phénomènes sympathiques.

(2) Traité des maladies des yeux; trad. par Warlomont et Testelin; t. II, p. 117,

Il a aussi observé que l'affection sympathique est parfois causée par des corps étrangers, logés dans l'intérieur du globe.

Les symptômes de l'ophthalmie sympathique sont, d'après Mackenzie, l'obscurcissement de la vue suivi rapidement de phénomènes inflammatoires. Parmi les signes de l'iritis, il mentionne la contraction et l'adhérence de la pupille, ainsi que le *plissement et la saillie en avant de l'iris*.

Mackenzie a essayé de se rendre compte de l'origine des inflammations sympathiques. Il croit possible que les vaisseaux sanguins de l'œil blessé se trouvant en état de congestion transmettent à ceux du côté opposé une disposition semblable à celle dans laquelle ils se trouvent eux-mêmes. Il pense, de plus, que les nerfs ciliaires peuvent jouer un rôle dans le développement des symptômes; mais la voie principale par laquelle se produit l'ophthalmie sympathique est, selon lui, l'*union des nerfs optiques*. L'inflammation de la rétine se propage le long du nerf optique jusqu'au chiasma, et de là l'irritation est transmise à la rétine de l'œil opposé.

Quant au traitement, Mackenzie constate l'inefficacité des moyens médicamenteux, et après avoir rappelé que Wardrop (1) a obtenu sur des chevaux des résultats satisfaisants par la suppuration artificielle de l'œil primitivement malade, il conseille avec Barton et Crampton, d'imiter cette pratique chez l'homme.

On voit, par cet exposé rapide, combien les idées de Mackenzie se rapprochent de celles de Himly que nous avons mentionnées plus haut, et que celui-ci mérite d'être cité parmi ceux qui les premiers ont reconnu l'importance des inflammations sympathiques.

(1) Morbid anatomy of the human eye. London, 1819, t. II, p. 159.

— 14 —

M. Nélaton (1) s'exprime, sur l'iritis sympathique,
d'une façon semblable à celle de Mackenzie, et dit à
propos de l'opération de la cataracte :

« On prétend qu'il peut résulter de l'opération des accidents tels qu'ils retentissent sur l'œil sain au point d'en
compromettre la vision. »

M. Tavignot (2) voit la cause des accidents sympathiques,
non dans un tiraillement de l'iris ou dans une blessure de
la rétine, mais dans une lésion du corps ciliaire.

Depuis que Mackenzie a donné à cette maladie droit de
cité dans l'ophthalmologie, elle a été étudiée partout avec
beaucoup de soin. En Angleterre surtout, l'ophthalmie
sympathique a été l'objet d'études très-approfondies, au
point de vue clinique et thérapeutique. M. Prichard (3) a
publié une vingtaine de cas recueillis dans les asiles d'a-
veugles, et dans lesquels une cécité incurable a été la
suite de la blessure d'un seul œil. Il a le mérite d'avoir le
premier insisté sur la nécessité d'enucléer l'œil blessé.
Cette proposition a été vivement appuyée par Taylor (4).

En France, la question qui nous occupe a été traitée
d'une façon systématique dans la thèse remarquable de
M. de Brondeau (), qui a recueilli 24 observations de cas
traumatiques. Quoiqu'un certain nombre de ces cas nous
paraissent douteux, au point de vue du diagnostic, notam-
ment les obs. II, VI (qui était probablement une amaurose
cérébrale) XVII, XIX et XXI, il reste encore bon nombre de

(1) Éléments de pathologie chirurg.; t. III, p. 127.
(2) Gazette des hôpitaux; 1849, n° 124, p. 496.
(3) Association med. Journal, 1854, 6 octobre.
(4) Ann. d'Ocul. XXXIV, p. 256.
(5) Des affections sympathiques de l'un des yeux, à la suite
d'une blessure de l'autre. Thèse pour le doctorat. Paris, 1858.

cas bien constatés. Brondeau distingue deux séries d'affections sympathiques : les inflammations et les troubles fonctionnels; et il en étudie longuement l'étiologie, la marche et le pronostic. Quant au traitement, il ne rejette pas l'énucléation, il croit plutôt que, dans certains cas, « a cette tentative hardie trouvera des imitateurs parmi les chirurgiens les plus conservateurs. »

Il nous est impossible de donner une analyse des nombreux travaux qui ont été publiés sur l'affection sympathique dans ces dix dernières années. Nous nous contenterons de citer ceux qui ont jeté un nouveau jour sur notre sujet. M. de Graefe (1) a le premier dirigé l'attention sur un symptôme important, à savoir : la sensibilité au toucher de la région ciliaire. Il a précisé les indications de l'énucléation et proposé de substituer dans certains cas à l'énucléation la section des nerfs ciliaires, section qui a été faite avec succès dans trois cas, par M. Ed. Meyer (2). MM. Arlt (3), Pagenstecher (4) et Rheindorf (5), ont étudié, en détail, la marche de la maladie et les effets de l'énucléation. M. Rheindorf décrit aussi une nouvelle manifestation de l'affection sympathique : l'iridokératite. M. Wecker (6) insiste sur ce fait que ce n'est pas l'iritis, mais l'iridocyclite, qui est la plus fréquente des formes inflammatoires. M. Mooren (7), se fondant sur un très-grand nombre d'observations personnelles, dirige l'attention sur

(1) Arch. f. Ophth., III, 2, p. 442; et XII, 2, p. 100-127.
(2) Ann. d'Ocul.; 1867, septembre et octobre, p. 129.
(3) Zeitschrift der Gesellschaft der Aerzte zu Wien. 1859, n° 10.
(4) Klinische Beobachtungen. Wiesbaden, 1862.
(5) Sur l'ophthalmie sympathique. Lille, 1864.
(6) Traité des maladies des yeux. Paris, 1867; t. I, p. 413.
(7) Ophthalmiatrische Beobacht Tungen. Berlin, 1867, p. 143.

la fréquence des cas non traumatiques. M. Rondeau (1) est partisan de l'énucléation, mais il propose, avant d'entreprendre cette opération qui répugne à beaucoup de malades, d'essayer la section du nerf optique, des nerfs ciliaires et de l'artère centrale, pour rompre la chaîne nerveuse nécessaire à l'accomplissement de la série de transformations qui constituent l'action réflexe.

Ajoutons, en terminant, que les affections sympathiques ont été, au Congrès d'Heidelberg de 1863, l'objet d'une discussion intéressante provoquée par une communication de M. Critchett (2).

CHAPITRE II.

Formes de l'affection sympathique.

Les affections sympathiques se montrent sous différentes formes, que l'on peut diviser en deux catégories principales ; *les affections inflammatoires* et les *troubles visuels nerveux.*

Parmi les altérations inflammatoires, la plus fréquente et sans aucun doute la plus pernicieuse, est *l'iridochoroïdite* ou *iridocyclite plastique.* On rencontre plus rarement *l'iridocyclite séreuse* qui est généralement moins funeste que la précédente. On a de plus, décrit quelques autres inflammations dont la nature sympathique ne paraît

(1) Sur les affections sympathiques. Thèse pour le doctorat. Paris, 1866.

(2) Ann. d'Ocul. LI, p. 236, et Klin. Monatsbl. 1863. Bd. I, p. 448.

pas établie d'une façon irréfutable. Ainsi, M. Rheindorf mentionne une *iridokératite sympathique* qui n'a pas été observée par d'autres auteurs, et M. de Graefe parle d'une *rétinochoroïdite* avec excavation du nerf optique, comme d'une forme de l'affection sympathique.

Indépendamment de ces lésions matérielles, il existe encore des troubles fonctionnels sans signes inflammatoires. Nous voulons parler de la faiblesse de l'accommodation, de la photophobie, du larmoiement et de l'amblyopie simple sans donnée ophthalmoscopique.

Ces phénomènes sont si fréquents, que déjà les premiers observateurs en ont été frappés.

A côté de ces phénomènes connus, nous aurons à parler d'une manifestation sympathique beaucoup plus rare, et sur laquelle M. Liebreich le premier a appelé l'attention des ophthalmologistes, il s'agit de *l'interruption périodique de la vision.*

Il est à remarquer que, dans une série de cas, ces troubles fonctionnels peuvent exister comme tels et disparaître sans laisser aucune trace, mais que quelquefois ils ne sont que le prélude des lésions matérielles graves que nous avons énumérées plus haut.

A. — AFFECTIONS SYMPATHIQUES AVEC LÉSIONS MATÉRIELLES.

I. — *L'iridocyclite plastique.*

Les symptômes de cette forme de l'ophthalmie ont été parfaitement étudiés et décrits par MM. Critchett, Donders, de Graefe et autres. La maladie est connue de tous les médecins qui ont vu un grand nombre de traumatismes de l'œil. Aussi n'aurons-nous que peu de remarques à ajouter à ce qu'on trouve dans les traités des maladies des yeux.

Quelque temps après la blessure du premier œil, pendant qu'il est encore sensible, au moins, au toucher, et après que le malade a souffert d'une légère photophobie, de larmoiement, et des difficultés de l'accommodation, parfois aussi de douleurs frontales, il se développe petit à petit une iritis ou iridocyclite qui diffère peu de l'iritis exsudative. Il est très-rare, mais il arrive cependant, et nous l'avons vu dans deux de nos cas, que cette iridocyclite éclate tout d'un coup, et avec une grande violence, sans avoir été précédée de ces symptômes prémonitoires. Quand l'inflammation commence, les douleurs névralgiques dans le front et dans la tempe deviennent intenses, il se forme une injection des vaisseaux conjonctivaux et sous-conjonctivaux, l'humeur aqueuse se trouble, l'iris se décolore et montre parfois des vaisseaux sanguins engorgés; le bord pupillaire devient irrégulier, et on voit des adhérences de l'iris à la capsule du cristallin, qui ne cèdent que très-imparfaitement à l'action de l'atropine. Bientôt ces phénomènes augmentent d'intensité, le tissu de l'iris se gonfle, les synéchies deviennent plus larges et finissent par former une véritable synéchie complète, qui ne permet plus à la pupille de se dilater après l'instillation de l'atropine, et qui ne tarde pas à exercer l'influence la plus fâcheuse sur la nutrition du globe de l'œil, tout entier, surtout sur celle de la choroïde, de la rétine et du cristallin. La vision, qui dans le commencement n'a été diminuée que par l'exsudation produite dans le champ pupillaire et par les troubles de l'humeur aqueuse, se trouve maintenant gênée, davantage, par les conséquences de la synéchie totale.

L'exsudation la plus abondante a lieu à la surface postérieure de l'iris. Quand la prolifération des cellules de la paroi postérieure de l'iris commence, après que son bord

pupillaire a été fixé solidement à la capsule cristallinienne, l'iris forme des bosselures considérables, qui s'avancent dans la chambre antérieure et touchent quelquefois à la membrane de Descemet. Ces bosselures sont ordinairement séparées l'une de l'autre, par des sillons profonds, provenant de synéchies postérieures linéaires, et rayonnant du bord pupillaire vers la périphérie de l'iris. On arrive souvent à découvrir dans les parties saillantes de l'iris de gros vaisseaux déjà visibles à l'œil nu.

Dans plusieurs cas, nous avons compté de cinq à six bosselures distinctes; dans d'autres cas, il est vrai, elles font entièrement défaut.

Quant à la tension du globe, plusieurs auteurs disent qu'au commencement elle est augmentée. Cette augmentation de la pression serait suivie plus tard d'une diminution, qui se produirait aussitôt que l'atrophie du globe se déclare. Nous n'avons pas pu nous convaincre de l'existence de l'augmentation de la pression, mais nous avons bien des fois constaté l'abaissement de la tension précédant les autres signes de l'atrophie.

On a souvent discuté la question de savoir si l'iridocyclite sympathique se distinguait, par des signes pathognomoniques, des autres formes de l'iridocyclite. M. Critchett pense que la forme sympathique ressemble en général à l'iritis récidivante grave, mais qu'elle en diffère par la roideur et la consistance coriace du tissu de l'iris, consistance qui oppose de grandes difficultés à l'iridectomie. Nous croyons qu'il n'y a pas de signe absolument caractéristique de l'iridocyclite sympathique. Cependant nous sommes d'avis que la rétraction infundibuliforme de la pupille, sa forme allongée et ovalaire, et les grosses bosselures de l'iris ne se présentent pas à un si haut degré dans les autres

formes de l'iridocyclite, et surtout que cet ensemble de phénomènes ne se développe si rapidement que dans l'affection qui nous occupe. En effet, nous avons vu des cas dans lesquels la marche de l'inflammation a été tellement rapide qu'elle conduisait à la cécité complète en moins de trois semaines. Or, nous ne connaissons pas d'exemples d'iritis spontanées, dont la marche ait été aussi foudroyante.

On a observé, dans quelques cas, que l'affection s'arrêtait et même qu'elle s'améliorait; mais c'est là une exception. Le plus souvent, l'affection augmente, en dépit de tous les moyens qu'on tente de lui opposer, et conduit peu à peu à l'atrophie du globe.

Nous donnons ci-après quatre observations choisies parmi un plus grand nombre, qui peuvent servir de types d'iridocyclite plastique. Comme des cas semblables ont été publiés en grand nombre, et comme ils ont une grande ressemblance entre eux, nous pensons qu'il serait inutile de relater tous les autres.

OBSERVATION I. — J. L., un ouvrier de 26 ans, s'est présenté à nous à Cologne, le 16 septembre 1863. Trois semaines avant, il s'était blessé l'œil droit avec un fragment de verre. Nous constatâmes une plaie de la cornée, s'étendant de dehors en dedans et de bas en haut, et occupant toute la largeur de cette membrane. La pupille est déviée et tirée vers le bord interne de la plaie. A cet endroit l'iris forme une hernie grosse comme une tête d'épingle. L'iris est adhérent à la cornée le long de la plaie. On applique un bandage compressif, que le malade porte pendant trois jours. Comme les douleurs et l'injection allaient en augmentant, on pratiqua l'ablation du prolapsus de l'iris. Jusqu'alors l'œil gauche était resté parfaitement normal. Huit jours après, l'œil gauche présente une iridocyclite très-avancée, et sa vision est tellement réduite que le malade reconnaît à peine les plus gros caractères. On propose alors au malade l'énucléation de l'œil droit ; mais il s'y refuse, et il ne consent qu'à subir l'iridectomie de l'œil gauche. Malgré cette opération, la vision diminue rapidement, et le 7 octobre, à peine seize jours après le début de la maladie à gauche, toute sensation de lumière a disparu. L'énucléation du globe droit, pratiquée à présent, restait sans effet comme il était facile de le prévoir.

OBSERVATION II. — M. de L...., âgé de 31 ans, est blessé pour la première fois à l'œil droit, il y a cinq ans, avec un tire-fond. Aucun corps étranger n'est entré dans cet œil. La vue s'affaiblissait fortement. Un an après l'accident, on lui fit une opération (essai d'iridectomie) qui améliora un peu la vision. Six semaines après l'opération, nouvel accident ; une buche lui est tombée sur l'œil droit et lui a fait une contusion aux paupières. A la suite de ce deuxième accident, la vue se perdit tout à fait. L'œil gauche, resté bon jusqu'il y a un an, commence alors à s'affaiblir ; un mois après, le malade ne peut lire, et au bout de deux mois, la vision est affaiblie au point qu'il ne peut plus se conduire seul. L'œil gauche présente maintenant les caractères de l'iridocyclite maligne, et sa vision est réduite à la sensation quantitative de lumière. Avant le commencement de l'inflammation, le malade éprouvait de temps en temps des douleurs sourdes dans le front et la tempe du côté gauche, et souvent aussi le symptôme de fréquentes et longues *interruptions de la vision.*

OBSERVATION III. — J. L..., âgé de 36 ans, cultivateur, a

Laqueur.   2 subi un traumatisme à l'œil droit, il y a dix ans, en se heurtant contre une branche d'arbre. Il s'ensuivit une inflammation qui ne laissait pas de suite. Le malade a bien vu des deux yeux jusqu'au 19 juin 1867. Ce jour-là il se forma un abcès à la cornée de l'œil droit, accompagné de douleurs frontales, injection de la conjonctive, larmoiement et enflure des paupières. Cette inflammation dura quinze jours et réduisit la vision de l'œil droit à la sensation quantitative de lumière. La forme du globe de l'œil n'était pas changée. Trois mois après, nouvelle attaque inflammatoire qui durait de trois à quatre semaines, et amenait une perforation de la cornée avec hernie de l'iris. Cette attaque inflammatoire n'était pas encore tout à fait passée, lorsque, vers le 20 octobre 1867, l'œil gauche, excellent jusqu'alors, commença à voir des brouillards. Ces brouillards changèrent beaucoup d'intensité, mais ils allèrent généralement en augmentant, sans que l'œil gauche eût jamais souffert. Nous vîmes le malade pour la première fois, le 11 mars 1868, et nous constatâmes l'état suivant :

L'œil droit atrophié, la cornée aplatie et vascularisée, la conjonctive fortement injectée. La région ciliaire au-dessus de la cornée est extrêmement sensible au toucher. La paupière inférieure est ectropionnée.

L'œil gauche présente une injection de vaisseaux sous-conjonctivaux, occlusion et adhérence totale de la pupille. L'iris est bombé en avant; son tissu est fortement altéré. Le globe gauche n'est pas sensible au toucher. La vision est tellement réduite que le malade ne reconnaît le nombre des doigts qu'à la distance de deux pieds.

On pratiqua le lendemain l'énucléation de l'œil droit, et deux jours après, on essaya de faire une iridectomie à l'œil gauche. On réussit à exciser un morceau d'iris de grandeur moyenne.

Malgré ces opérations, l'iridocyclite de l'œil gauche fait des progrès, et quatre mois après, la vision était réduite à la sensation quantitative de la lumière. L'iris, formant plusieurs bosselures, présente de gros vaisseaux; la pupille est tirée en arrière; le champ de la pupille naturelle et artificielle est obstrué par une membrane épaisse; le cristallin est opaque. Dans cet état désespéré, on se décida à faire l'extraction de la cataracte avec une nouvelle iridectomie en haut. La plaie guérit, mais la pupille se trouva bientôt remplie par une nouvelle exsudation, et le malade resta aveugle.

OBSERV. IV. — M. A. F., âgé de 42 ans, a été en traitement dans la clinique de M. Liebreich, vers la fin de février 1869. Au commencement du mois de février, le malade s'est blessé à l'œil droit; en cassant des pierres, il sentit qu'un fragment était venu frapper son œil droit. Cet œil présenta une perforation de la cornée avec hernie de l'iris, opacité et gonflement du cristallin. Un traitement convenable fit cesser les douleurs et l'inflammation. Cependant, lorsqu'il se présenta de nouveau, le 3 mai 1869, la région ciliaire du côté supéro-interne de l'œil droit est encore très-sensible à la pression. Nous constatâmes en même temps, que de nombreux vaisseaux sanguins sillonnaient la cornée, se rendant à la cicatrice centrale, à laquelle adhérait l'iris. La cornée, ainsi que le bulbe entier, est atrophié. La consistance de ce dernier est très-diminuée, il y avait encore une injection ciliaire rosée et du larmoiement. Sauf un larmoiement fréquent, *l'œil gauche* est resté en bon état jusqu'au 1er mai;

sa vue était excellente; et le malade pouvait s'occuper comme à l'ordinaire. Le 1er mai, la vision s'est affaiblie *subitement* par l'apparition d'un brouillard épais, qui couvre tout, surtout les objets rapprochés. Point de douleurs spontanées, mais sensibilité forte au toucher de la région ciliaire en haut et en dehors. Léger trouble superficiel de la cornée visible à l'éclairage latéral. On constate une iritis parenchymateuse avec une forte adhérence triangulaire du côté supéro-interne. Le fond de l'œil est voilé; la pression intra-oculaire est normale; vision :

O. d. faible sensation de lumière.

O. g. Emm. (+ 10) mots de N° 5 Jaeger; champ visuel libre.

On n'hésita pas à proposer au malade l'énucléation de l'œil droit, et cette opération a été pratiquée le 6 mai 1869.

Depuis le jour de l'énucléation, le malade a eu plusieurs poussées inflammatoires pendant lesquelles il souffrait beaucoup, avait une grande photophobie et voyait si peu, qu'il ne pouvait se conduire seul. Ces attaques duraient quelques jours; au bout de ce temps, la vue revenait à peu près au point où elle avait été avant l'exacerbation, mais elle n'a jamais été meilleure qu'à l'époque de l'opération. Nous avons observé son œil gauche le 6 juillet, pendant une de ces poussées inflammatoires; l'œil présentait les symptômes classiques de l'iridocyclite; une injection rosée autour de la cornée, l'iris adhérent en haut et en dedans et sa partie moyenne fortement saillante vers la cornée; le bord pupillaire est rétracté, la partie non adhérente de a pupille est un peu dilatée par l'atropine. Le malade voit les doigts à 1 mètre; son champ visuel n'est pas rétréci.

L'autopsie de l'œil droit a été faite par nous, le 10 juillet, après que le globe a été durci pendant deux mois, dans la solution de Müller. Voici les résultats de l'autopsie :

Diamètre transversal. . . . . 21 millimètres.
Diamètre de haut en bas. . . . . 20 —
Diamètre ant. post. . . . . 19 —
Diamètre transversal de la cornée . 11 —
Hauteur de la cornée. . . . . 9 1|2 —

La cornée est complétement aplatie et présente des plis rayonnants vers la cicatrice centrale.

Le globe est ouvert par une section sagittale. Le rasoir rencontre, vers le milieu de la section, un corps d'une dureté pierreuse. La section est terminée à coups de ciseaux.

Moitié interne. — Cornée épaissie, aplatie, contenant une cicatrice au milieu, traversée par la section. Sclérotique mince en avant, fortement épaissie en arrière, surtout au pourtour du nerf optique, où elle mesure 2 millim.

Iris adhérent à la partie inférieure de la cornée; chambre antérieure existant à peine dans la moitié supérieure. Pupille obturée par une masse exsudative qui la soude à la cicatrice cornéenne.

A la surface postérieure de la partie inférieure de l'iris et du corps ciliaire, se trouve le corps étranger de forme à peu près ovalaire, muni d'une partie pointue, qui regarde vers la pupille. Ce corps est de couleur blanchâtre et de la consistance du silex. Il est long de 6 millim., large de 4 millim. et épais de 1 millim. Il repose par sa large surface sur les membranes de l'œil. Le cristallin est réduit à un petit bourrelet, placé vers le bord supérieur du corps étranger. Il est entouré de tous les côtés par une masse transparente, constituée, en partie, par les restes du corps vitré.

La choroïde est, dans ses deux tiers antérieurs, décollée

de la sclérotique. Le décollement est le plus considérable dans la partie supérieure de la région équatoriale. La distance entre la sclérotique et la choroïde, mesure 3 mill. On voit entre les deux membranes un tissu bleuâtre, composé, comme le fait voir l'examen micrographique, de tissu cellulaire dans lequel se trouvent beaucoup de cellules pigmentées et un très-grand nombre de cellules rondes, de nouvelle formation. La rétine est fortement plissée, elle paraît adhérente pour la plus grande partie à la choroïde.

La moitié externe présente en général les mêmes altérations des membranes, sauf le corps étranger.

II. *L'iridocyclite séreuse,*

Cette forme est infiniment moins fréquente que l'iridocyclite plastique. Les statistiques dont nous disposons ne permettent pas de préciser, même approximativement, la proportion de fréquence de ces deux formes. Mais il suffira de dire que M. Mooren ne l'a rencontrée qu'une seule fois (parmi 116 cas) et nous-même ne l'avons constatée qu'une fois parmi 30. Cependant, MM. de Graefe, Pagenstecher et d'autres, l'ont constatée assez souvent comme manifestation de l'affection sympathique pour que son existence ne puisse pas être mise en doute.

Les symptômes ne diffèrent pas de ceux de l'iridochoroïdite séreuse ordinaire. Généralement la maladie débute par des opacités du corps vitré, des troubles de la vision, quelquefois avec rétrécissement du champ visuel. Plus tard les parties antérieures du globe se prennent, l'iris se décolore, il se forme quelques synéchies postérieures, la pupille n'obéit qu'imparfaitement à l'atropine; et la surface postérieure de la cornée montre un grand nombre de dépôts fibrineux, sous forme de petits points que l'on ne voit souvent qu'à l'éclairage latéral. La consistance du globe est ordinairement augmentée, la papille s'excave parfois et la maladie présente alors une certaine ressemblance avec le groupe des affections glaucomateuses.

La maladie a été observée à la suite du traumatisme et à la suite d'affections non traumatiques du premier œil. On prétend qu'elle éclate plus longtemps après la blessure que la forme plastique ; mais il nous semble que les observations que nous possédons sur l'iridocyclite séreuse sympathique, ne sont pas assez nombreuses pour nous permettre de faire des conclusions à cet égard. Elle est, en général, moins funeste et mène rarement à l'atrophie complète de l'œil. Il paraît aussi que l'intervention chirurgicale est plus souvent couronnée de succès dans la forme séreuse que dans la forme plastique.

Il va sans dire qu'il y a des cas intermédiaires entre ces deux formes. La première des deux observations suivantes est un exemple du caractère mixte que peut revêtir l'inflammation sympathique, tandis que la seconde est celle du seul cas dans lequel l'affection se soit présentée à nous sous la forme séreuse pure.

OBSERV. V. — L. D..., un garçon de 9 ans, a eu l'œil droit blessé, il y a six mois, par la pointe d'un couteau. Il s'en suivit une inflammation forte qui durait un mois. La vue s'éteignit et l'œil devint plus petit. Trois mois après cet accident, l'œil gauche, excellent jusqu'alors, commença à voir des brouillards qui changeaient d'intensité. Au bout de quinze jours, le malade éprouva déjà des difficultés à se conduire. L'œil gauche devint le siége de légères douleurs. Un mois plus tard (il y a six semaines), la vue était réduite à la sensation de lumière.

On constate maintenant à l'œil droit : cornée opaque, aplatie, sillonnée de quelques grands vaisseaux. Point de sensation de lumière.

A l'œil gauche, injection très-forte des vaisseaux conjonctivaux et sous - conjonctivaux. Cornée transparente, mais à sa surface postérieure, un grand nombre de points blanchâtres, comme dans l'iritis séreuse. Pupille infundibuliforme, ovale, le grand diamètre vertical ; le bord pupillaire fixé à la capsule. L'iris, fortement vascularisé, forme 4 à 5 bosselures très-saillantes qui touchent à la cornée.

OBSERV. VI. — A. P..., homme de 25 ans, se présenta vers la fin de janvier 1868, pour une ulcération et perforation de la cornée de l'œil gauche. L'ulcère guérit par un leucôme adhérent presque total ; le globe de l'œil commençait à s'atrophier, mais il persista une forte sensibilité de la région ciliaire en haut et en dehors. L'œil gauche a encore la sensation de lumière.

Trois mois après le début de la maladie de l'œil gauche, l'œil droit commence à être atteint d'une iritis légère ; au mois de juin 1868, nous constatâmes à l'œil droit tous les caractères d'une véritable iritis séreuse. La vision était à cette époque tellement diminuée, que le malade ne voyait que de très-gros caractères et éprouvait même quelque difficulté à se conduire. Considérant cette iritis séreuse comme une affection sympathique, on n'hésita pas à proposer au malade l'énucléation de l'œil gauche. Cette opération fut faite le 2 juillet 1868. L'effet immédiat de l'opération n'était pas très-prononcé ; cependant le malade cessa de souffrir et la vision s'améliora très-lentement. Neuf mois après l'opération, on trouva la pupille obstruée par une membrane assez transparente; la chambre antérieure amoindrie, la cornée presque tout à fait claire. Le malade lit une impression ordinaire avec quelque peine.

III. *Les formes irrégulières de l'ophthalmie sympathique.*

En dehors de l'iridocyclite plastique et séreuse, que l'on peut considérer comme les formes types de l'ophthalmie sympathique, on en a signalé encore d'autres manifestations qui n'ont été observées que très-exceptionnellement. Ce sont les affections suivantes :

A. *L'iridokératite sympathique.* M. Rheindorf (1) est le seul qui l'ait rencontrée en trois cas (les n°ˢ 72, 73 et 75 de son Tableau statistique); c'était une fois après l'iridochoroïdite et deux fois à la suite de staphylomes cornéens du premier œil. D'après sa description, il se forme des infiltrations circonscrites de la cornée, qui se transforment bientôt en ulcérations. Si les unes guérissent, d'autres apparaissent. L'iris est toujours enflammé et il y a parfois un hypopion. Ces changements sont accompagnés de douleurs ciliaires fortes et d'une photophobie extrême.

L'énucléation de l'œil primitivement malade, a amené la prompte guérison dans les trois cas, tandis que tous les autres traitements étaient restés infructueux. Cet effet favorable de l'énucléation plaide en réalité en faveur de la nature sympathique de l'affection. Cependant, cette forme doit être extrêmement rare, puisqu'elle n'a été constatée par

____

(1) Rheindorf. Sur l'ophthalmie sympathique. Lille, 1864, p. 11.

aucun autre observateur, bien que plus de 4 ans se soient écoulés depuis l'intéressante publication de M. Rheindorf.

B. *La chorio-rétinite sympathique* a été signalée par M. de Graefe (1), qui l'a constatée en deux cas. Dans les deux il y avait diminution de la vision. L'ophthalmoscope montrait un léger trouble de la substance de la rétine.

Une observation analogue, mais qui diffère cependant sous plusieurs rapports de ces deux cas, a été faite par M. Rheindorf. Il a constaté qu'un état hyperémique de la rétine et du nerf optique d'un œil fut suivi d'une altération tout à fait semblable dans l'autre œil. La section du nerf cptique du premier œil (qui était amaurotique) avait un résultat très-favorable pour le second.

C. *Les affections sympathiques du nerf optique.*

a. *L'excavation du nerf optique* (glaucome chronique sympathique). M. de Graefe cite une observation (2) qui prouve qu'une excavation de la papille peut se former lentement sous l'influence sympathique. Il s'agissait d'une personne qui avait perdu son œil gauche par une irodochoroïdite avec décollement de la rétine, et qui présentait à l'œil droit une excavation patholo-gique de la papille et une hyperémie veineuse de la ré-tine. Il y avait amblyopie avec rétrécissement considérable du champ visuel. Comme tous les traitements restaient sans succès, M. de Graefe pratiqua l'énucléation de l'œil gauche; l'opération eut une influence très-manifeste sur la maladie du second.

M. Horner (3) croit également qu'il peut se produire

(1) Arch. f. Ophthalm. XII, 2, p. 149.
(2) Arch. f. Ophth. III, 2, pag. 447.
(3) Klinische Monatsblaetter. 1863. Compte-rendu du Congrès de Heidelberg; et Ann. d'Oc. LI, p. 237.

dans l'œil sain une amblyopie consécutive à l'excavation par pression, c'est-à-dire un glaucome sympathique.

b. L'atrophie sympathique du nerf optique. M. Mooren(1) cite l'observation d'un cas (sur lequel nous reviendrons plus bas), et dans lequel, à la suite d'une contusion du nerf optique du côté droit, il s'est formé une atrophie blanche de la papille du côté opposé, avec amblyopie assez forte. C'est là, peut-être, le seul cas d'une atrophie sympathique. Mais on sait que les premiers auteurs qui ont signalé l'ophthalmie sympathique (Mackenzie, entre autres) considéraient l'atrophie du nerf optique, comme la cause ordinaire de l'amaurose du deuxième œil. Nous savons aujourd'hui que c'était une erreur, et que l'atrophie sympathique est une affection extrêmement rare.

B. Troubles fonctionnels sans altérations matérielles de l'oeil secondairement affecté

L'affection sympathique peut aussi se manifester sous la forme de troubles fonctionnels sans lésions inflammatoires et sans altérations de la nutrition. On pourrait les appeler troubles nerveux sympathiques. Nous distinguerons les variétés suivantes :

I. *L'asthénopie sympathique par suite de manque d'énergie de l'accommodation.* — Les malades s'aperçoivent qu'ils ne peuvent plus accommoder aussi longtemps qu'auparavant. Après avoir lu ou travaillé pendant quelques minutes, ils se sentent fatigués et éprouvent quelquefois des douleurs ciliaires extrêmement vives. Ils sont obligés

(1) Ophth. Beob., p. 160.

de se reposer, et, au bout d'un certain temps, ils peuvent continuer leur travail, mais pour l'interrompre bientôt de nouveau.

C'est donc une véritable asthénopie. La latitude de l'accommodation est diminuée dans certains cas, dans d'autres, elle est *parfaitement normale*. Jamais nous n'avons pu constater une paralysie de l'accommodation. Les mouvements de l'iris sont intacts.

On explique les phénomènes par un défaut d'innervation du muscle ciliaire, défaut qui ne lui permet pas de maintenir une contraction un peu prolongée. Les auteurs qui indiquent comme signe sympathique la faiblesse de l'accommodation, ont souvent confondu l'état dont nous parlons, dans lequel l'accommodation un peu prolongée est impossible, parce qu'elle provoque des douleurs, avec l'asthénopie, suite d'une diminution de la latitude de l'acmodation. Nous pensons que la dernière est beaucoup plus rare que la première.

Nous donnerons un peu plus bas une observation qui prouve que cette affection peut exister à un haut degré, sans que la latitude de l'accommodation soit diminuée.

Le symptôme existe rarement seul; il est ordinairement accompagné de larmoiement et de photophobie. Cette asthénopie est aussi souvent le prélude de l'iridocyclite plastique.

Obs. VII. M. X... âgé de 16 ans, a été blessé, il y a un mois, par un coup de pierre lancée contre son œil droit. La pierre frappait la moitié externe du bord sus-orbitaire (la cicatrice est encore visible) et produisait une contusion violente, peut-être une déchirure du globe. L'inflammation qui suivait ce traumatisme obligeait le malade de garder le lit pendant huit jours ; les douleurs n'étaient pas extrêmement violentes. Depuis quinze jours le malade remarque que la lecture lui est très-pénible. A peine a-t-il lu pendant cinq minutes qu'il ressent autour de son œil des douleurs vives qui le forcent de suspendre la lecture. Il y a quinze jours, ce symptôme ne se montrait qu'au bout d'un quart d'heure de travail ; à présent, une application de 3 à 5 minutes suffit pour le provoquer.

On constate que l'œil droit est petit, atrophié, aplati par places. La cornée est transparente et présente les traces d'une perforation en haut. Iris dégénéré, pupille irrégulière, hyphéma considérable de la chambre antérieure ; la région ciliaire très sensible au toucher, surtout en haut.

L'œil gauche n'est pas injecté, supporte bien la lumière et offre une apparence tout à fait normale. Il est emmétrope ; l'acuité de la vision, $= 1$; *la latitude de l'accommodation parfaitement normale* $= 1/3_{1|2}$.

II. *La photophobie et le larmoiement.* — Ces troubles sont extrêmement fréquents et précèdent ou accompagnent presque toujours les affections inflammatoires du deuxième œil. Mais ils existent aussi sans qu'un état inflammatoire survienne et gênent les malades considérablement ; quelquefois la photophobie atteint un degré tel que le malade est absolument incapable de se servir de son œil, non-seulement pour le travail, mais même pour se conduire. M. Donders (1), a vu des cas où les personnes se croyaient complétement aveugles, et où l'énucléation de l'œil primitivement malade rétablissait les fonctions du second. Cet effet favorable prouve jusqu'à l'évidence que cette photo-

____
(1) Ann. d'Oc. LI, p. 236.

phobie appartient à la classe des affections sympathiques.—
Ajoutons que nous avons constaté des degrés très-forts de
photophobie avec larmoiement dans trois cas qui avaient
ceci de particulier, que l'œil blessé présentait un hyphéma
considérable.

III. *Les névralgies ciliaires* sont non-seulement les suites
des efforts de l'accommodation, mais elles existent aussi
comme phénomène direct de l'affection sympathique; nous
avons pu nous en convaincre dans deux cas. Il faut les dis-
tinguer des douleurs du deuxième œil qui proviennent
de l'irradiation des névralgies de l'œil blessé. Dans le cas
de l'irradiation, les malades sentent que la douleur de l'œil
blessé se continue par le front vers la partie sus-orbitaire
de l'autre côté.

Les trois affections dont nous venons de parler se trouvent souvent réunies et constituent ce qu'on appelle *l'irritation nerveuse sympathique*. Il arrive qu'elles viennent et
disparaissent spontanément pour revenir de nouveau. Mais
il est extrêmement rare que les récidives se montrent avec
une certaine périodicité. Nous avons cependant observé un
cas de ce genre, il y a deux ans, à l'hôpital Beaujon, au
service de M. Ad. Richard. Un jeune homme de 20 ans, qui
avait perdu un œil, à l'âge de 9 ans, par une blessure,
était atteint, depuis cette époque, d'une irritation nerveuse
de l'autre œil. Cette irritation survenait deux fois par an,
au printemps et à l'automne avec une grande régularité.
Pendant trois à quatre semaines, elle empêchait le malade
de travailler, puis, elle disparaissait spontanément. Il n'y
avait pas trace d'inflammation.

IV. *L'amblyopie sympathique et d'autres troubles de la vision*. — C'est une des manifestations rares de l'affection sympathique. L'acuité de la vision diminue lentement de plus en plus, sans qu'il soit possible de trouver la moindre altération du fond de l'œil. Nous avons vu l'amblyopie survenir déjà dans la troisième semaine qui suivait le traumatisme de l'autre œil. M. Pagenstecher (1) et d'autres ont pu constater l'aggravation de l'amblyopie pendant les exacerbations inflammatoires du premier œil. L'énucléation de l'œil blessé donne ordinairement des résultats favorables, et M. White Cooper (2) cite plusieurs exemples dans lesquels il a obtenu une amélioration sensible et même la guérison complète.

L'amblyopie sympathique peut disparaître spontanément. Nous avons constaté ce fait chez un garçon, dont un œil avait été atteint d'une amblyopie sympathique un an après la blessure de l'autre. L'amblyopie a persisté pendant deux ans et a guéri spontanément.

Parfois cette amblyopie se combine avec des brouillards, des obscurcissements et même des scotomes au centre du champ visuel. Quelquefois même le malade accuse un brouillard ou des nuages sans que l'acuité de sa vision soit abaissée.

Quant à la fréquence de ces cas, nous croyons qu'ils sont rares, et qu'un certain nombre d'entre eux a été confondu avec l'atrophie commençante du nerf optique. Si l'on considère combien le diagnostic du commencement de l'atrophie papillaire est difficile, on trouvera cette erreur bien pardonnable.

(1) Klinische Beobachtungen. Wiesbaden 1862, p. 62. V. aussi Ophth. Hosp. Rep. I, 216.
(2) On Wounds and Inj. of the Eye, p. 301.

V. *L'interruption de la vision, disparition.* — Nous appelons l'attention sur un phénomène sympathique presque inconnu, mais qui probablement est plus fréquent qu'on ne le pense. Nous voulons parler de la « disparition » de l'objet fixé, que nous avons pu constater dans deux cas.

M. Liebreich (1) a signalé ce phénomène dans la discussion sur l'ophthalmie sympathique qui a eu lieu auCongrès de Heidelberg, en 1863. Il dit avoir observé des interruptions périodiques de la vision centrale, interruptions qui duraient d'une demi-minute à une minuteet qui étaient dues à un obscurcissement du champ visuel. Il considère ces faits comme une exagération de phénomènes physiologiques, parce que les mêmes oscillations peuvent être observées dans les conditions normales, lorsque l'on fixe énergiquement avec un œil, l'autre étant fermé.

Etudions d'abord le phénomène tel qu'il se présente à l'état normal.

La physiologie nous apprend qu'une excitation lumineuse produit dans la rétine une sensation spécifique, mais que cette sensation ne persiste pas longtemps avec la même intensité ; car au bout d'un espace de temps très-limité, la sensation diminue, elle s'éteint même complétement lorsque l'excitation ne cesse d'affecter les mêmes éléments rétiniens.

Cet affaiblissement de la sensation visuelle, pour autant qu'elle concerne les objets vus par la périphérie de la rétine, est connu depuis longtemps. En effet, déjà Troxler (2) avait observé que des objets de forme et de couleur différentes, disposés sur un fonds homogène, semblaient dis-

(1) Klin. Monatsbl. Oct. et nov. 1863 ; et Ann. d'Oc. LI, p. 238.
(2) Himly und Schmidt. Ophth. Bibl. Band II, St. 2, 1802.

paraître quand on dirigeait fixement le regard sur eux, et, de plus, que celui qui était le plus éloigné du point fixé disparaissait le premier. Purkinje et Brewster ont confirmé l'exactitude de ce fait, et Brewster expliquait avec raison la réapparition des objets par de petits mouvements oculaires.

Mais ce ne sont pas seulement les objets vus par la périphérie de la rétine dont les images cessent bientôt d'impressionner cette membrane, l'objet fixé lui-même, dont l'image tombe sur la tache jaune, ne tarde pas à disparaître au bout de peu de temps, surtout lorsqu'il est faiblement éclairé. M. Fœrster (1), qui a démontré ce fait, affirme qu'il ne faut pas en chercher la cause dans une oscillation particulière de l'énergie de la rétine, mais dans une fatigue des éléments frappés par l'image ; car au moment où l'on exécute un mouvement minime de l'axe optique, l'image venant se former sur des éléments non encore fatigués, la sensation revient.

M. Aubert (2), dans ses belles recherches sur la physiologie de la rétine, a étudié le phénomène avec l'exactitude et la précision qui caractérisent tous ses travaux. Il est arrivé aux résultats suivants :

1° L'objet fixé ne disparaît pas dans la lumière diffuse du jour, ni quand il est fortement éclairé ; mais, dans ces conditions, tous les objets, vus par la périphérie de la rétine disparaissent en se dissolvant dans une sorte de brouillard. Cependant l'objet fixé lui-même devient plus sombre pendant la fixation. Ainsi le disque du soleil paraît comme couvert d'un voile grisâtre, du papier blanc paraît gris, etc.

2° Un objet très-lumineux, comme la flamme d'une

(1) Förster. Ueber Hemeralopie und die Anwendung eines Photometers. Breslau, 1857, p. 13 et 14.
(2) Aubert. Physiologie der Netzhaut. Breslau 1865, p. 97.

lampe, disparaît, lorsque son image reste éloignée au moins 15 degrés du centre de la rétine.

3° En expérimentant avec cinq petits miroirs convexes, disposés en forme de croix, M. Aubert trouva que, sous un éclairage faible, les miroirs de la périphérie disparaissaient en sept secondes, tandis que le miroir central, fixé par l'observateur, continuait à être perçu. Sous un éclairage plus fort, la disparition se faisait au bout de vingt à trente secondes, le miroir du centre restant parfaitement net. Les objets vus périphériquement disparaissaient d'autant plus vite, que leurs images étaient plus éloignées du centre de la rétine.

4° Lorsque la rétine n'est pas adaptée (1) et qu'on regarde deux objets faiblement et également éclairés, celui du centre disparaît plus tôt que celui de la périphérie. Quand la rétine est adaptée, les deux objets disparaissent en même temps. Il faut conclure de ce fait que la rétine non adaptée se fatigue plus rapidement au centre qu'à la périphérie.

M. Aubert conclut de ces expériences qu'une excitation lumineuse produit la sensation la plus intense au premier moment de son action. L'intensité de la sensation va en décroissant avec la durée de l'impression, et elle tombe jusqu'à l'insensibilité lorsque les excitations sont faibles.

M. Helmholtz (2) est arrivé à une conclusion générale analogue, qu'il formule ainsi : une lumière extérieure

(1) M. Aubert entend par adaptation l'état de la rétine dans lequel elle possède son maximum d'énergie pour un éclairage donné. Ce que l'accommodation est à l'œil par rapport aux distances de l'objet, l'adaptation l'est par rapport à l'intensité de l'éclairage.

(2) Helmholtz. Physiologische Optik., p. 365.

d'intensité constante qui impressionne la rétine pendant quelque temps produit une excitation qui devient de plus en plus faible.

On peut s'étonner qu'un phénomène aussi universel soit si peu connu, et ait échappé même aux physiologistes jusque il y a peu de temps. Cependant les deux circonstances suivantes nous semblent faire comprendre pourquoi on ne s'en rend pas compte plus facilement.

1° Les personnes qui voient des deux yeux ne s'aperçoivent pas du phénomène de la disparition, parce qu'il y a une sorte d'alternance de la vision aux deux yeux. Quand même un point d'une de nos rétines serait fatigué, nous ne le remarquerions pas, parce que le point correspondant de l'autre rétine continue à fonctionner.

2° Même les personnes borgnes ne s'aperçoivent pas facilement de la disparition, parce qu'il faut pour cela une fixation plus prolongée que celle que nous employons dans la vision ordinaire. Nous avons vu, en effet, que la condition indispensable de la disparition est l'immobilité absolue de l'axe optique, maintenue pendant vingt à trente secondes. Or, dans aucun des travaux habituels, nous n'avons besoin d'une fixation aussi soutenue. En lisant, en dessinant ou en travaillant n'importe comment, nous promenons notre axe optique sur les différentes parties des objets, et suffisamment pour qu'au bout de quelques secondes de nouveaux éléments rétiniens soient impressionnés par l'image des objets. Lorsque, par exception, nous sommes forcés de tenir le regard rigoureusement fixé sur le même point (1) nous pouvons constater facilement l'obscurcissement du champ visuel, et même le brouillard, qui ne tarde pas à couvrir le point fixé.

(1) Par exemple quand on se fait photographier.

Ajoutons qu'il n'est pas facile de tenir pendant une demi-minute l'axe optique dans la même direction. Les personnes qui ne sont pas habituées à ces sortes d'expériences n'y réussissent ordinairement pas. Pour mon compte, j'arrive facilement à produire le phénomène en question. Lorsque je fixe attentivement avec un œil une étoile peu brillante, je vois au bout de douze à quinze secondes l'étoile, qui m'avait paru comme un point lumineux très-net, devenir rayonnante et présenter des contours irréguliers. Puis les rayons pâlissent, le fond du ciel paraît s'assombrir, et, au bout de 30 à 35 secondes, tout le champ de la vision est noir. J'ai acquis la conviction que c'est réellement la fatigue des éléments rétiniens, qui est la cause de ce phénomène. Car, si je reprends l'expérience immédiatement après la réapparition de l'étoile, la fatigue survient beaucoup plus vite, et l'étoile disparaît en moins de dix secondes.

Cette digression physiologique nous a paru utile pour l'appréciation des phénomènes qui se produisent à la suite d'une action sympathique. Les personnes qui sont sous l'influence sympathique, ne voyant que d'un œil, sont par cela même plus disposées à apercevoir le phénomène de la disparition, alors même qu'il ne dépasse pas les limites de l'état normal. Mais elles le remarqueront beaucoup plus facilement quand il est exagéré d'une façon anomale, comme nous l'avons observé dans deux cas.

Obs. VIII. — M. E. C..., étudiant en droit, n'a jamais bien vu de son œil droit. Il y a six ans, il fit une chute de cheval et se blessa à l'œil droit; à la suite de cette blessure le globe droit s'atrophia, sans toutefois faire souffrir le malade. Il y a trois semaines, ce même œil fut atteint par

un nouveau traumatisme : un petit morceau de tabac brû-
lant lui sauta dans l'œil. A partir de ce moment, l'œil
droit s'injectait et devenait très-sensible. Quelques jours
après, l'œil gauche, qui avait été excellent jusqu'alors,
présente les symptômes suivants : Rien à l'extérieur, accommodation normale ; le jour ordinaire est bien sup-
porté, mais la lumière vive est désagréable au malade.
En essayant de lire, il remarque qu'au bout de quelques
secondes les caractères fixés se couvrent d'un brouillard et
disparaissent. En regardant de nouveau dans la direction
de la ligne qu'il vient de lire, il retrouve les mots, mais il
ne peut les suivre que pendant deux ou trois secondes.
Aussi l'examen des fonctions est-il très-difficile ; cependant
l'acuité de la vision paraît normale. Le malade s'aperçoit
aussi de la disparition pendant le regard vague.

Dans un deuxième cas, il s'agissait d'une jeune personne
qui avait perdu son œil droit par une blessure, et chez laquelle les symptômes en question se présentaient de temps
en temps, surtout lorsque l'autre œil devenait sensible.
Chez elle aussi l'acuité de la vision et l'accommodation
étaient parfaites. La gêne pour le travail était moins forte
que chez le malade précédent. Les symptômes duraient
plusieurs semaines et disparaissaient ensuite.

Dans les deux cas, il ne s'agissait que de la disparition de
l'objet vu par le centre de la rétine. Il est possible qu'une
fatigue analogue existait aussi pour les parties périphéri-
ques, mais nous n'avons pu nous en rendre compte. Il est
évident que la disparition du point fixé est un obstacle sérieux pour le travail. Ajoutons que plusieurs fois des malades atteints d'iridocyclite sympathique nous ont indiqué
avoir éprouvé au début de l'affection de fréquentes interruptions de la vision qui, d'après leur description, sem-

blaient appartenir au même groupe de phénomènes. On pourrait donc ranger la disparition au nombre des signes qui précèdent les altérations matérielles, et son pronostic ne serait pas plus favorable que celui des autres troubles fonctionnels.

CHAPITRE III.

Quelques remarques sur l'étiologie des affections sympathiques.

On sait que la principale cause des accidents sympathiques est le traumatisme du premier œil. Ce sont surtout les plaies pénétrantes qui ont lésé l'iris et le corps ciliaire. Ni les blessures de la cornée, ni celles du cristallin seul n'entraînent d'accidents à l'autre œil. Ces accidents sont fréquents, au contraire, à la suite d'une plaie du bord de la cornée avec hernie de l'iris et lésion du corps ciliaire. La lésion peut être produite par des instruments piquants, tranchants ou contondants.

Les brûlures ne deviennent que très-exceptionnellement la cause des accidents sympathiques ; cependant on en connaît quelques exemples.

Une question très-importante est de savoir si une opération pratiquée sur un œil peut amener des accidents sympathiques. L'expérience a montré que *l'iridectomie* n'est jamais suivie de symptômes fâcheux à l'autre œil. Quant à l'opération de la cataracte, M. Critchett (1) a vu, dans deux cas *d'extraction de cataracte,* éclater une iridocyclite sympathique de l'autre œil. Mais, dans ces deux cas,

(1) Ann. d'Oc., LI, p. 234.

la guérison de la plaie n'était pas régulière : il s'était formé un prolapsus de l'iris, qui causait une irritation prolongée. C'est évidemment à cette irritation continue de l'iris qu'il faut attribuer le développement de l'affection sympathique.

L'iridodésis, en occasionnant un tiraillement continu de l'iris, doit prédisposer aux accidents sympathiques. Un cas, publié par M. Steffan (1), confirme pleinement cette vue théorique. C'est là même une des principales raisons pour lesquelles l'iridodésis ne peut obtenir dans la chirurgie oculaire la place qui lui reviendrait au point de vue opératoire.

On a attribué une influence particulièrement funeste à la présence d'un *corps étranger* dans l'intérieur du globe. Bien que démontrée dans un grand nombre de cas, cette influence nous semble avoir été exagérée. Aussi nous ne partageons pas l'avis de M. Geissler (2) qui pense que la majorité des cas traumatiques, suivis d'accidents sympathiques, sont ceux dans lesquels un corps étranger a séjourné dans l'œil. Les statistiques basées sur de grands chiffres nous apprennent que les corps étrangers entrent à peine pour un tiers dans la totalité des cas traumatiques. M. Rheindorf (3) n'en a trouvé que 17 exemples parmi 75 cas d'affections sympathiques, dont 55 d'origine traumatique. Dans la statistique de M. Mooren, les corps étrangers jouent un rôle encore moins important.

Nous savons en effet que des accidents sympathiques extrêmement fâcheux peuvent se produire à la suite d'une simple

---

(1) Arch. f. Ophth. X, 1, p. 128.
(2) Geissler. Verletzungen des Auges. Leipzig et Heidelberg ; 1864, p. 481.
(3) Sur l'Ophth. symp. Lille. 1864.

blessure, comme le prouvent les observations II et III citées plus haut. D'un autre côté, il y a de nombreux exemples de blessures de l'œil, compliquées de la présence de corps étrangers, lesquelles n'ont pas amené d'accidents sympa-thiques. Des observations de ce genre ont été faites par par Magne (1), Richardson (2), Pagenstecher et Soelberg-Wells(3). M. Pamard (d'Avignon)(4) a vu un grain de plomb séjourner pendant quinze ans dans un œil, sans qu'il gê-nât en rien son congénère. Les corps métalliques qui en-trent dans l'œil peuvent s'enkyster et se loger dans des endroits où ils n'exercent pas d'irritation ; mais il est vrai qu'ils peuvent encore tardivement devenir la cause d'acci-dents très-graves, après avoir été portés sans inconvénient pendant des années entières.

Au nombre des corps étrangers exerçant une action sym-pathique, il faut aussi compter les *cataractes abaissées* ; il paraît qu'elles figurent parmi les causes des ophthalmies sympathiques dans une proportion aussi forte que les corps étrangers venus du dehors. Sur 37 cas d'iridocyclite ma-ligne, M. Mooren ne compte pas moins de 7 cas d'abaisse-ment. Ce fait est un de ceux qui parlent le plus éloquem-ment pour l'abandon complet de cette méthode.

Les tumeurs intra-oculaires peuvent également être con-sidérées dans une certaine mesure comme des corps étran-gers. En effet les néoplasmes de la choroïde ont amené dans quelques cas, très-bien constatés, des accidents sympathi-ques graves. M. Pagenstecher (5) a publié deux cas de ce

(1) Union méd., 1852, p. 586.
(2) Dubl. Quart. Journ. of med. Science; nov. 1859, et Arch. gén. de méd. février 1860.
(3) Ann. d'Oc., LI, p. 236.
(4) Ann. d'Oc , XLIII, p. 23.
(5) Klinische Beob. Wiesbaden, 1862, p. 59 et 63.

genre. M. Mooren (1) en cite plusieurs, M. White-Cooper (2) mentionne un cas de cancer mélanotique, et M. Berlin (3) cite un cas de tumeur choroïdienne qui se distinguait par l'extrême rapidité avec laquelle se développait l'iridocyclite maligne.

En admettant que les tumeurs intra-oculaires puissent devenir la cause d'accidents sympathiques, nous avons déjà tranché dans le sens affirmatif la question tant discutée, à savoir si l'ophthalmie sympathique peut être la suite de maladies non traumatiques. Au commencement on n'a reconnu comme maladie primaire que les traumatismes. Taylor (3) est le premier qui ait fait connaître des exemples d'ophthalmie sympathique *spontanée;* il pense avec raison que ce n'est pas la blessure elle-même, mais les altérations morbides consécutives, qui amènent les symptômes fâcheux à l'autre œil. Or ces changements pathologiques du premier œil peuvent être occasionnés aussi par des maladies non traumatiques.

Presque tous les auteurs, qui depuis Taylor ont écrit sur notre sujet, adoptent cette manière de voir. Il est vrai que les adversaires de l'affection sympathique *spontanée* peuvent objecter que la même cause constitutionnelle qui a produit la maladie du premier œil a également engendré l'affection du second. Mais cette objection perd beaucoup de sa valeur quand on se rappelle les faits suivants, qui nous paraissent bien concluants.

1° Les accidents sympathiques se sont présentés à la suite de tumeurs intra-oculaires; or, il est inadmissible que la

(1) Ophth. Beob. Berlin, 1867, p. 158.
(2) On Wounds and Injuries of the Eye, p. 301.
(3) Arch. f. Ophth. XIV, 2, p. 328.
(4) Ann. d'Oc. XXXIV, p. 263.

même cause interne qui a produit dans un œil un cancer mélanotique (W. Cooper) ou un sarcome de la choroïde (Pagenstecher et Berlin) ait donné naissance dans l'autre œil à une iridocyclite ou à des opacités du corps vitré, ou enfin à des troubles fonctionnels.

2° On a observé une grande série de cas d'iridochoroïdite sympathique spontanée, sans qu'il ait été possible de trouver une cause constitutionnelle quelconque.

3° On a vu, dans un grand nombre de ces cas, que tous les traitements du deuxième œil sont restés infructueux et que l'énucléation du premier a amené ou la guérison ou une amélioration considérable.

Les maladies spontanées que l'on considère comme pouvant entraîner des affections sympathiques sont avant tout les iridochoroïdites, surtout quand il y a des désorganisations profondes, des dépôts calcaires, ou des hémorrhagies internes. L'iridochoroïdite mérite en réalité de figurer dans le nombre des maladies susceptibles de produire l'ophthalmie sympathique. Dans trois cas, nous nous sommes convaincu de cette influence d'une façon indubitable. On a aussi attribué le même effet à d'autres maladies : au staphylôme de la moitié antérieure du globe, à l'iritis (1), surtout quand elle a guéri en laissant des synéchies postérieures, et même au glaucôme (Warlomont (2) et Mooren). Quant au staphylôme, nous croyons qu'il y a des observations assez concluantes à cet égard, mais, pour ce qui concerne l'iritis simple et le glaucôme, nous pensons que les faits connus jusqu'ici ne permettent pas d'attribuer à ces maladies une action sympathique, la preuve

(1) V. Mackenzie. Traité des maladies des yeux : supplément publié par Mackenzie, Warlomont et Testelin. Paris, 1865, p. 387.
(1) Ann. d'Oc., LI, p. 237.

vraiment décisive, c'est-à-dire l'amélioration à la suite de l'ablation du premier œil, ne pouvant être donnée.

On a, en général, exagéré un peu la fréquence des formes non traumatiques, et nous ne saurions partager l'opinion de M. Mooren (1), qui croit qu'il y a énormément d'amauroses par suite d'iridochoroïdite que l'on explique ordinairement par une cause constitutionnelle, tandis que le second œil est frappé sous l'influence du premier. Nous pensons plutôt qu'on fera bien, en étudiant les affections sympathiques, de [s'en tenir surtout aux cas traumatiques, comme aux seuls dans lesquels la nature sympathique ne peut pas être révoquée en doute.

CHAPITRE IV.

De la nature des affections sympathiques.

Dès qu'on connut l'existence des affections sympathiques, on chercha la voie par laquelle la maladie se transmettait d'un œil à l'autre. Il est assez naturel qu'on ait pensé en premier lieu aux parties qui mettent les deux yeux en rapport direct, aux nerfs optiques et aux artères et veines ophthalmiques. Nous avons vu plus haut que Himly et Mackenzie admettaient cette voie de propagation. Cette opinion a encore aujourd'hui quelques adhérents.

Cependant la théorie de la transmission par l'union des nerfs optiques a été fortement ébranlée par deux faits différents. Lorsqu'on commençait à se servir de l'ophthalmoscope, on constata bientôt que ce n'est pas le nerf optique

____

(1) Ophth. Beob., p. 154.

ni la rétine qui sont atteints en premier lieu, mais bien
l'iris et le corps ciliaire. De plus, on observa des cas dans
lesquels le nerf optique de l'œil blessé avait subi la dégénérescence fibreuse à l'époque où les symptômes sympathiques commençaient à se déclarer ; il dut paraître peu
probable qu'un tissu aussi dégénéré pût propager l'inflammation. Enfin des recherches anatomiques faites sur
des yeux énucléés à cause d'accidents sympathiques, n'ont
montré dans aucun cas une altération inflammatoire du
nerf optique.

On était donc obligé de chercher une autre voie de
transmission, et les progrès de la physiologie firent penser
à un phénomène réflexe provoqué par une excitation des
nerfs ciliaires. H. Müller (1) est le premier qui ait reconnu
la grande importance des nerfs ciliaires dans le développement de l'ophthalmie sympathique. A l'examen d'un
bulbe phthisique, extirpé à cause d'affection sympathique
de son congénère, H. Müller fut frappé de l'état relativement sain qu'offraient les nerfs du corps ciliaire. Ils n'a-
vaient pas subi la désorganisation ordinaire des nerfs
atrophiés par suite de compression; ils étaient seulement
devenus plus pâles, ayant perdu une partie de leur moelle.
On voyait tous les degrés de transition des fibres ordinaires
à doubles contours à celles qui ressemblaient à de simples
cylindres d'axe. Si l'on considère, ajoute cet auteur, qu'on
trouve aussi à l'état normal des nerfs ciliaires très-pauvres
en substance médullaire, on peut conclure de ces faits anatomiques que la conductibilité de ces nerfs devait être
plus ou moins intacte.

Les examens micrographiques faits par d'autres auteurs

(1) Arch. f. Ophth. IV, 1, p. 367.

confirment pleinement cette manière de voir. Ainsi, M. Ar-
nold Pagenstecher (1) a trouvé à peu près normaux, bien
qu'un peu pâles, les nerfs ciliaires d'un œil énucléé pour
une affection sympathique de son congénère. Le stroma
de la choroïde montrait une prolifération énorme de cellules de nouvelle formation, s'étendant le long des vaisseaux et des nerfs ciliaires. Ce processus phlegmasique
pouvait avoir donné lieu à une irritation continue des
nerfs ciliaires. Des résultats analogues ont été obtenus par
M. Vincent Czerny (2), sur un œil atteint d'une irido-cho-
roïdite, qui avait entraîné une iridocyclite maligne de
l'autre œil. Les nerfs ciliaires du stroma de la choroïde
ne présentaient nulle part la dégénérescence graisseuse.
Il n'y avait qu'une augmentation des cellules du tissu con-
nectif autour des tubes nerveux et une légère augmentation
du volume et du nombre des noyaux de leur gaîne.

La conductibilité des nerfs ciliaires de l'œil primitivement affecté a été du reste aussi démontrée par l'examen
clinique. M. de Graefe a trouvé que les yeux blessés et
susceptibles d'engendrer des affections sympathiques présentent une grande sensibilité au moins d'une partie de
la région ciliaire. Cette sensibilité, que l'on reconnaît facilement en promenant un stylet sur la région du corps ciliaire, paraît être un symptôme constant; au moins,
M. Mooren ne l'a jamais vu faire défaut; et nous l'avons
également constaté dans presque tous les cas.

Il est donc prouvé, tant par les recherches anatomiques
que par l'observation clinique, que les nerfs ciliaires
peuvent jouer le rôle de nerfs centripètes et transmettre

(1) Klinische Beobachtungen. Wiesbaden, 1862, p. 75.
(2) Bericht über die Wiener Augenklinik, Wien 1867, p. 181.

— 50 —

leur excitation à l'organe central. Nous examinerons plus
bas la question de savoir si cette excitation peut être réflé-
chie sur le nerf grand sympathique. Mais parlons d'abord
de l'influence du grand sympathique sur la nutrition de
l'œil. Cette influence est connue depuis très-longtemps.
En effet, déjà, Pourfour du Petit (1) ayant pratiqué, sur
des chiens, la section de l'un des cordons cervicaux, a
observé que l'œil du côté correspondant s'atrophiait.
Dupuy d'Alfort (2) constata, sur le cheval, qu'après l'ex-
tirpation des ganglions cervicaux supérieurs du grand
sympathique, il se développait une inflammation intense
de l'œil du côté correspondant. M. Longet (3) a ré-
pété ces expériences, et il a obtenu des résultats pareils.
La bibliographie possède même un cas dans lequel cette
opération a été exécutée sur l'homme. Philippe de Walther (4) blessa un des ganglions cervicaux supérieurs du
grand sympathique, en opérant un anévrysme de la caro-
tide. Il se développa, à la suite de l'opération, une ophthalmie intense de l'œil correspondant, suivie de l'atrophie du
globe. Le même chirurgien affirme avoir observé plusieurs
fois des ophthalmies à la suite de blessures du grand sympathique.

Examinons maintenant s'il est possible d'admettre une
excitation ou une paralysie des nerfs sympathiques, produite par une action réflexe provenant des nerfs ciliaires.
De nombreuses expériences sont là pour prouver qu'une
excitation des nerfs vaso-moteurs, par voie réflexe, peut avoir
lieu à la suite d'une excitation des nerfs sensitifs. M. Claude

(1) Mémoires de l'Académie des sciences. Paris, 1727.
(2) Journal de Corvisart et Leroux ; 1816, t. XXXVII, p. 340.
(3) Traité d'anatomie et de physiologie du système nerveux.
Paris, 1842; t. II, p. 628.
(4) Graefe's und Walther's Journal Bd 29, Heft. 4, p. 548.

Bernard et Magendie ont montré que l'irritation des nerfs rachidiens sensitifs produit une modification dans la pression du sang. M. Schiff a trouvé que l'excitation de quelques nerfs cervicaux sensitifs amène une dilatation des vaisseaux. M. E. Cyon a trouvé, dans le nerf dépresseur, un nerf cérébro-spinal qui, par action réflexe, peut paralyser tous les nerfs vaso-moteurs. M. Lovèn a obtenu, par l'excitation rapide du nerf auriculaire postérieur, une élévation de la pression sanguine, due à un resserrement des petits artères; elles se dilataient, au contraire, à la suite de l'excitation prolongée du même nerf. Les recherches de MM. Asp, Ludwig et E. Cyon (1) prouvent même que toute irritation du bout central d'un nerf sensitif s'accompagne d'un changement de la pression sanguine.

Nous voyons, par ce qui précède, qu'une excitation des nerfs ciliaires doit pouvoir provoquer, par voie réflexe, tantôt un resserrement, tantôt une dilatation des petites artères. Cette action réflexe peut avoir lieu, non-seulement sur les nerfs vaso-moteurs de l'endroit même de l'excitation, mais aussi sur ceux de parties éloignées. Nous savons, d'autre part, que les terminaisons centrales des nerfs des deux yeux, doivent être situées très-près les unes des autres, dans l'axe cérébro-spinal. Il est donc facile de comprendre que l'excitation des nerfs ciliaires d'un œil puisse produire un effet déterminé sur les nerfs vaso-moteurs de l'autre œil.

Les affections sympathiques doivent donc être considérées comme des phénomènes réflexes. Nous ne voulons pas nier, d'une manière absolue, qu'une inflammation puisse se propager par les nerfs optiques; mais nous croyons que cette propagation n'est nullement prouvée.

(1) Arbeiten aus dem physiologischen Institut; Leipzig, 1867.

Si M. Mooren (1) cite, à l'appui de cette hypothèse, un cas dans lequel une contusion du nerf optique avait amené l'atrophie papillaire de l'autre côté, nous pouvons lui objecter que c'est la contusion des nerfs ciliaires, et non celle du nerf optique qui a produit l'amblyopie sympathique; car M. Sappey (2) a trouvé, dans la gaîne externe du nerf optique, de nombreuses fibres nerveuses.

CHAPITRE V.

Du traitement chirurgical des affections sympathiques.

L'inefficacité des moyens médicaux et topiques dans le traitement des affections sympathiques ayant été constatée de bonne heure, on a essayé de les guérir par différents moyens opératoires, dont nous dirons quelques mots.

Wardrop (3) a le premier eu l'idée de détruire l'œil primitivement malade. Il savait que les vétérinaires traitaient une certaine ophthalmie des chevaux qui attaque un œil après l'autre, en amenant la fonte purulente de l'œil primitivement perdu. Leur méthode consistait dans l'interposition de morceaux de chaux entre les paupières. Wardrop modifia ce procédé en faisant une incision de la cornée, à travers laquelle il fit sortir le cristallin et une partie du corps vitré, et il affirme avoir souvent sauvé par ce moyen

(1) Ophth. Beob., p. 160.

(2) Structure de l'enveloppe des nerfs. Journal d'anatomie et de physiologie de Charles Robin; 1868, p. 47-53.

(3) Morbid anatomy of the human Eye, vol. II, p. 159. London, 1819.

le deuxième œil. Il pensait qu'il pourrait y avoir certaines maladies de l'œil humain, dans laquelle un procédé semblable rendrait des services.

Barton (1) a imité ce procédé chez l'homme dans les cas de plaie par fragments de capsule et en a retiré de bons effets. Walton (2) enleva toute la moitié antérieure du globe, et Taylor (3) rapporte 8 cas traités avec succès par l'ablation de la cornée. Mais c'est à Prichard (4) que revient le mérite d'avoir introduit dans la pratique l'énucléation de l'œil blessé pour guérir les inflammations sympathiques de son congénère.

Les grandes espérances qu'on avait fondées sur l'efficacité de l'énucléation ne se sont pas entièrement réalisées. Elle a donné, il est vrai, des résultats excellents dans les cas où l'affection sympathique s'est montrée sous la forme de troubles nerveux; la photophobie, le larmoiement et les difficultés de l'accommodation disparaissent promptement. M. Rheindorf en a retiré également des effets très-satisfaisants dans les trois cas d'iridokératite qu'il a eu l'occasion d'observer.

Mais les résultats obtenus par l'énucléation sont moins favorables dans l'irodocyclite séreuse. Ce n'est que dans une petite partie des cas qu'elle amène la guérison de la maladie, dans quelques-uns elle produit une légère amélioration (comme dans notre obs. VI); dans une partie considérable des cas, elle ne fait qu'enrayer la marche de la maladie; rarement elle est restée sans succès. L'inverse a lieu pour l'iridocyclite plastique. Dans cette affection, une

(1) London, Méd. gazette, vol. XXI, p. 175.
(2) Lancet, 1858, p. 97.
(3) Ann. d'Oc., XXXIV, p. 256.
(4) Association Med. Journ. 1854, 6 octobre.

Laqueur.   4 fois bien déclarée, les insuccès sont la règle, les bons résultats l'exception. On peut dire que le plus souvent, cette affection n'est pas influencée du tout par l'excision du premier œil, et M. Mooren doit s'estimer heureux d'avoir enrayé la maladie 20 fois sur les 61 énucléations qu'il a pratiquées.

Il est évident que l'époque à laquelle l'opération est faite est d'une grande importance, et que les chances de succès sont d'autant moindres que l'affection est plus avancée. Mais on doit se garder de croire que l'effet soit à peu près certain quand l'énucléation est pratiquée dès le début de l'iridocyclite sympathique. Ainsi, dans le cas déjà cité de M. Berlin, l'énucléation, bien que faite vingt-quatre heures après la première manifestation de la maladie, n'a pas empêché son développement ultérieur et l'atrophie consécutive du globe.

Des observations de ce genre, qui malheureusement ne sont pas tout à fait rares, ont engagé M. Derby (1) à conseiller l'ablation de l'œil blessé, pendant que l'autre est encore entièrement intact, et MM. Warlomont et Testelin (2) se rangent à cette opinion.

Les résultats obtenus par l'énucléation peuvent être résumés ainsi :

1° L'énucléation est un moyen sûr de prévenir les accidents sympathiques.

2° Elle guérit toujours les affections sympathiques qui appartiennent à l'ordre des troubles nerveux.

3° Elle paraît être d'un effet satisfaisant dans l'iridokératite sympathique.

(1) Ann. d'Ocul., LIV, p. 234.
(2) Mackenzie. Traité des maladies des yeux. Supplément. Paris, 1867, p. 382.

4° Elle arrive ordinairement à enrayer la marche de l'iridocyclite séreuse.

5° Elle est rarement couronnée de succès dans l'iridocyclite plastique. Son effet est incertain même au début de l'affection.

Quant à la section des nerfs ciliaires, que M. Graefe a proposé de substituer, dans certaines conditions, à l'énucléation, et que M. Meyer (1) a pratiquée trois fois avec succès (dans des cas de troubles fonctionnels), nous pensons qu'elle peut être utile quand l'énucléation ne peut pas être faite , dans les cas, par exemple, où l'œil blessé a conservé une partie de sa vision.

L'iridectomie pratiquée sur l'œil sympathiquement affecté a donné souvent de bons résultats dans la forme séreuse de l'inflammation ; mais, dans l'iridocyclite plastique, son effet est presque nul. Aussi M. Critchett conseille-t-il de ne pas la faire dans ces conditions, parce qu'il croit qu'elle peut même amener une aggravation. Nous croyons que l'iridectomie ne doit pas être rejetée d'une manière absolue; car en deux cas, nous l'avons vu produire une diminution de l'inflammation et même une légère amélioration de la vue.

(1) Ann. d'Oc., LVIII, p. 129 ; sept. et oct. 1867.

TABLE DES MATIÈRES

A. Parent, imprimeur de la Faculté de Médecine, rue Mr-le-Prince, 31.

ANGER. Nouveaux éléments d'anatomie chirurgicale, par Benjamin Anger, chirurgien des hôpitaux, ex-prosecteur de l'amphithéâtre des hôpitaux de Paris, lauréat de l'Institut (Académie des sciences). Paris, 1869, ouvrage complet, 1 vol. in-8 de 1055 pages, avec 1079 fig. et Atlas in-4, de 12 pl. dessinées d'après nature, gravées sur acier et imprimées en couleur, avec texte explicatif, cartonné. 40 fr.
   — *Séparément*, le texte, 1 vol. in-18.   20 fr.
   — *Séparément*, l'atlas, 1 vol. in-4.   25 fr.

BEALE. De l'urine, des dépôts urinaires et des calculs, de leur composition chimique, de leurs caractères physiologiques et pathologiques et des indications thérapeutiques qu'ils fournissent dans le traitement des maladies, par Lionel Beale, médecin et professeur au King's College Hospital. Traduit de l'anglais sur la seconde édition et annoté par MM. Auguste Ollivier, médecin des hôpitaux, et Georges Bergeron, interne des hôpitaux. Paris, 1865. 1 vol. in-18 jésus, de xxx-540 pages avec 163 figures.   7 fr.

BOUCHUT (E.). Nouveaux éléments de pathologie générale et de sémiologie, comprenant: la nature de l'homme; l'histoire générale de la maladie, les différentes classes de maladie, l'anatomie pathologique générale et l'histologie patologique, le pronostic; la thérapeutique générale; les éléments du diagnostic par l'étude des symptômes et l'emploi des moyens physiques : auscultation, percutions, cérébroscopie, laryngoscopie, microscopie, chimie pathologique, spirométrie, etc. *Deuxième édition,* revue et augmentée. Paris, 1869, 1 vol. gr. in-8 de 1312 pages, avec 282 figures.   18 fr.
— Le même, cartonné en toile.   20 fr.

CRUVEILHIER (J.). Traité d'Anatomie pathologique générale. *Ouvrage complet.* Paris, 1849-1864, 5 vol. in-8.   35 fr.

DUCHENNE (G.-B.). Physiologie des mouvements, démontrée à l'aide de l'expérimentation électrique et de l'observation clinique, et applicable à l'étude des paralysies et des déformations. Paris, 1867, 1 vol. in-8 de xvi-872 pages, avec 101 figures.   14 fr.

FONSSAGRIVES. Hygiène alimentaire des malades, des convalescents et des valétudinaires, ou Du régime envisagé comme moyen thérapeutique, par le docteur J.-B. Fonssagrives, professeur à la Faculté de Montpellier, etc. 2e *édition* revue et corrigée. Paris, 1867. 1 vol. in-8, xxxii-698 pages.   9 fr.

GAUJOT (G.) et SPILLMANN (E.). Arsenal de la chirurgie contemporaine, description, mode d'emploi et application des appareils et instruments en usage pour le diagnostic et le traitement des maladies chirurgicales, l'orthopédie, la prothèse, les opérations simples, générales, spéciales et obstétricales, Par G. Gaujot et E. Spillmann, professeurs agrégés à l'École impériale de médecine militaire (Val-de-Grâce). Paris, 1867-70, 2 vol. in-8, de 800 p., avec 800 figures.
   En vente : Tome Ier, par Gaujot, 1867, 1 vol. in-8, xxxvi-772 pag. avec 410 fig.   12 fr.
   Sous presse : Tome II, par E. Spillmann.

LÉVY. Traité d'hygiène publique et privée, par le docteur Michel Lévy, directeur de l'Ecole du Val-de-Grâce. *Cinquième édition.* Paris, 1869, 2 vol. in-8. Ensemble 1900 p. avec fig.   20 fr.

LUYS. Recherches sur le système nerveux cérébro-spinal, sa structure, ses fonctions et ses maladies, par J.-B. Luys, médecin des hôpitaux. Paris, 1865, 1 vol. gr. in-8 de 700 p. avec atlas gr. in-8 de 40 planches lithographiées et texte explicatif. Figures noires. 36 fr.
— Figures coloriées.   70 fr.

RACIBORSKI (A.). Traité de la menstruation, ses rapports avec l'ovulation, la fécondation, l'hygiène de la puberté et de l'âge critique, sons rôle dans les différentes maladies, ses troubles et leur traitement. Paris, 1868, in-8 de 632 pages, avec deux planches chromo-lithographiées.   12 fr.

9 782019 281892